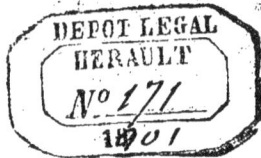

CONTRIBUTION A L'ÉTUDE

DES RÉSULTATS

DE

L'INTERVENTION CHIRURGICALE

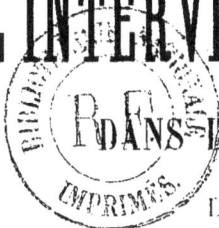

DANS L'ÉPILEPSIE JACKSONIENNE

D'ORIGINE TRAUMATIQUE

PAR

LE DOCTEUR LOUIS REY

ANCIEN EXTERNE DES HÔPITAUX
DE MONTPELLIER

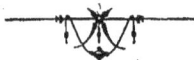

MONTPELLIER

IMPRIMERIE Gustave FIRMIN et MONTANE

Rue Ferdinand-Fabre et Quai du Verdanson

—

1901

T64e

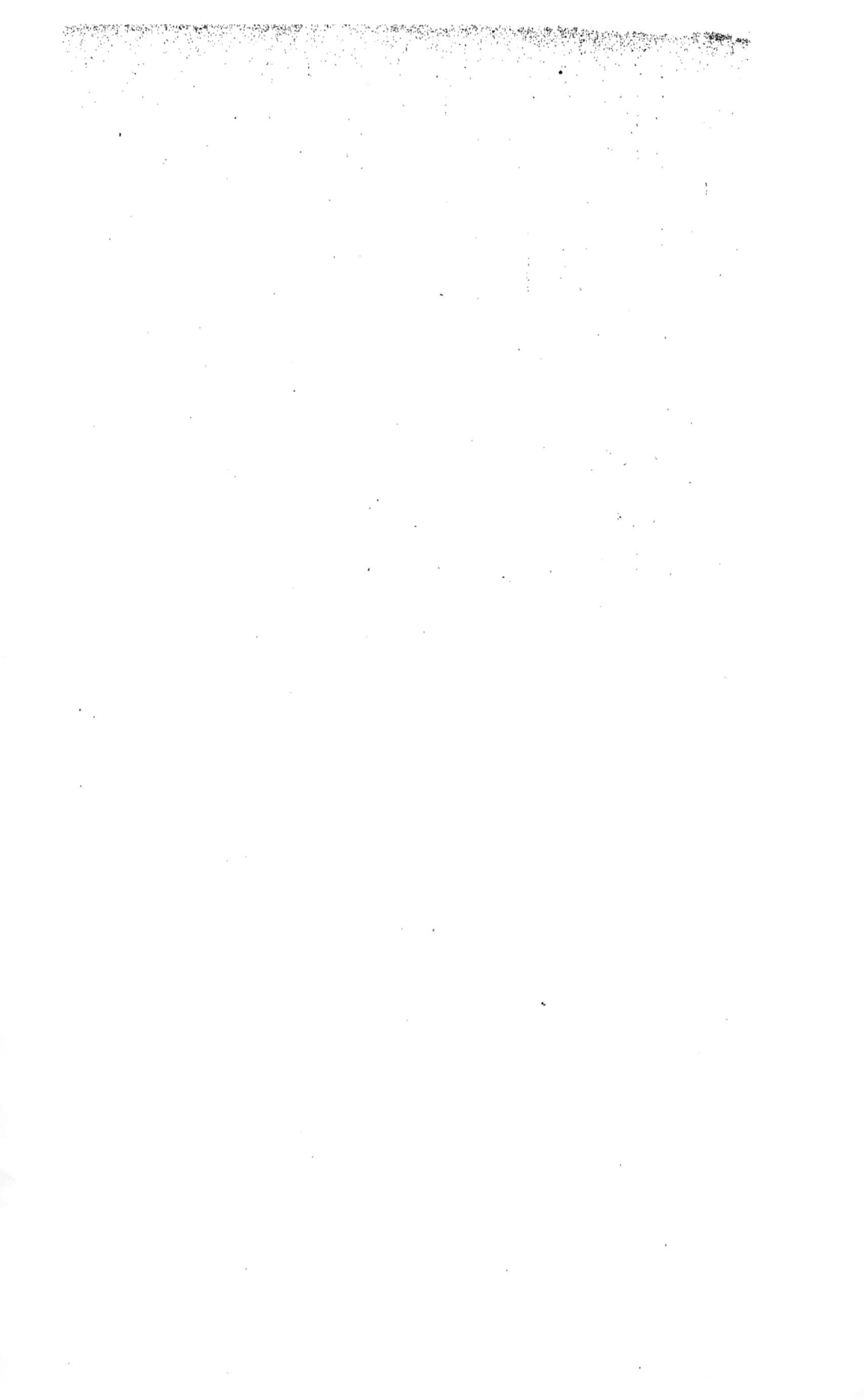

CONTRIBUTION A L'ÉTUDE

DES RÉSULTATS

DE

L'INTERVENTION CHIRURGICALE

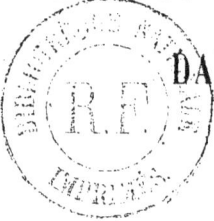

DANS L'ÉPILEPSIE JACKSONIENNE

D'ORIGINE TRAUMATIQUE

PAR

Louis-J.-B.-Noël REY

DOCTEUR EN MÉDECINE

ANCIEN EXTERNE DES HÔPITAUX DE MONTPELLIER

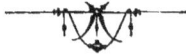

MONTPELLIER

IMPRIMERIE Gustave FIRMIN et MONTANE

Rue Ferdinand-Fabre et Quai du Verdanson

—

1901

A MON PÈRE

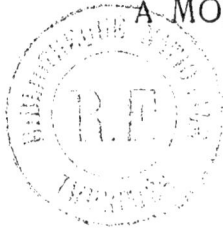

A MA MÈRE

A MON FRÈRE, LE DOCTEUR FÉLIX REY

Puisse cet hommage de tendre affection être le prélude d'une vie d'union et d'harmonie.

L. REY.

A MA NIÈCE ET A MA BELLE-SOEUR

A MES PARENTS

A MES AMIS

L. REY.

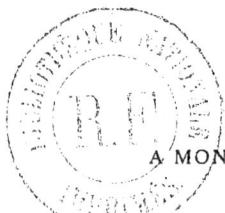

A MON PRÉSIDENT DE THÈSE

MONSIEUR LE PROFESSEUR FORGUE

MEMBRE CORRESPONDANT DE L'ACADÉMIE DE MÉDECINE

L. REY.

AVANT-PROPOS

Chacun de nous, au début de sa thèse inaugurale, adresse ordinairement un témoignage public de gratitude à ses Maîtres. C'est moins pour sacrifier à l'usage que pour accomplir un véritable devoir, que nous remercions, ici, avec reconnaissance ceux qui nous ont guidé dans nos études médicales.

Monsieur le Professeur Forgue a bien voulu accepter la présidence de notre thèse. Cet insigne honneur s'ajoute aux nombreuses marques du bienveillant intérêt qu'il n'a cessé de nous donner, pendant l'année que nous avons passée comme externe dans son service de l'Hôpital Saint-Eloi.

Nous ne pourrons jamais lui témoigner trop de gratitude et d'admiration pour la science de ses leçons, le charme de ses causeries au lit du malade, l'habileté de ses interventions.

Monsieur le Professeur Ducamp nous a prodigué, durant toutes nos études, les marques du plus vif intérêt.

Frappé par son éloquence et sa clarté d'exposition, nous avons suivi assidûment ses cours magistraux.

Ce serait une preuve d'ingratitude, si, après avoir rendu hommage à l'homme d'esprit, nous taisions ses qualités de cœur.

Il nous a été donné de les apprécier en maintes circonstances, et tous ceux qui nous touchent de près se joindront certainement à nous dans un sentiment commun d'affectueuse reconnaissance.

Monsieur Grasset, professeur de clinique médicale, Monsieur Truc, professeur de clinique ophtalmologique, dans le service desquels nous avons été tour à tour externe, ont droit à tous nos remercîments ; le souvenir de leurs leçons, joint aux conseils de leur expérience, nous seront d'un précieux secours dans notre pratique journalière.

Que Monsieur le professeur-agrégé Rauzier, auprès duquel nous avons rempli les fonctions d'interne durant l'été dernier, veuille bien accepter ici l'expression de toute notre reconnaissance.

Monsieur le Professeur-agrégé Vires nous a toujours séduit par la vivacité de son esprit, la clarté de son exposition, sa haute philosophie de la science médicale.

Nous ne saurions oublier le soin et la méthode avec lesquels il faisait ressortir, durant les consultations externes, les principales indications thérapeutiques et les moyens de les remplir.

Puissions-nous nous montrer digne d'un tel maître !

Merci aux docteurs Ardin-Delteil, Soubeiran et Puig, qui nous ont consacré leurs veilles pour nos préparations aux concours.

Merci de leur collaboration aux docteurs Masseguin, Monnier et Favalelli. Ils n'ont pas craint de laisser un instant leur ouvrage pour me rendre service. Qu'ils agréent le témoignage de notre reconnaissance !

INTRODUCTION

Un traumatisme crânien peut, à plus ou moins long délai, faire d'un ancien blessé un aliéné ou un épileptique.

Nous laisserons de côté, dans cette modeste étude, les premiers de ces troubles intellectuels qu'on a groupés sous le nom de *folie traumatique*. Les faits ne sont pas décisifs pour juger les interventions conseillées en pareil cas.

Nous n'envisagerons que ce qui concerne l'épilepsie. Les traumatismes récents du crâne ont quelquefois, au milieu de symptômes à grand fracas, donné lieu à des crises épileptiformes et amené une trépanation immédiate. Ces faits ne seront pas étudiés ici : on ne peut pas se fier à une statistique donnant des résultats souvent malheureux, mais qui doivent être attribués à la violence du choc plutôt qu'à la trépanation.

Les convulsions épileptiformes, qui seules nous intéresseront dans ce travail inaugural, depuis longtemps déjà ont été, pour le chirurgien, un motif d'intervention, et c'est la trépanation qui a toujours été la méthode de choix.

Déjà, en 1878, Echeverria avait, dans une statistique d'ensemble, réuni 145 cas soumis à l'intervention chirurgicale. Ce qui nous a encouragé à faire paraître après ce maître notre publication, c'est d'abord le nombre d'années relativement considérable qui nous sépare du jour où ont paru les cas d'Echeverria, années pendant lesquelles des résultats généraux englobant les cas connus en France et à l'étranger n'ont pas été examinés, c'est ensuite parce que la question doit être considérée sous un jour différent, au point de vue de l'intervention et des suites opératoires depuis les progrès immenses qu'ont fait faire à la question la connaissance des localisations cérébrales et des méthodes antiseptiques.

Le but que nous voudrions atteindre serait de faire ressortir dans des conclusions tirées d'une statistique rigoureuse et portant sur le plus grand nombre de cas possible, les avantages et les inconvénients de l'intervention chirurgicale, en l'état actuel de la science, le mode opératoire de choix pour tel cas donné.

Nous allons rapidement exposer les genres d'opérations conseillées jusqu'à ce jour pour remédier aux accidents épileptiformes post-traumatiques ; nous dresserons ensuite un tableau dans lequel nous indiquerons, à côté du nom de l'opérateur, la date et le genre du traumatisme, la date d'apparition des accidents, la forme sous laquelle ils se manifestent.

A côté, dans d'autres colonnes, nous ajouterons le genre d'intervention et les résultats immédiats et éloignés.

Les observations publiées sont bien souvent incomplètes.

Le plus souvent les malades sont perdus de vue à leur sortie de l'hôpital, qui suit, en général, de deux ou trois mois la date de l'intervention. Cette remarque nous explique pourquoi les suites opératoires éloignées sont rarement indiquées. Aussi serons-nous contraints quelquefois de faire quelques réserves sur certaines parties de nos conclusions.

Nous nous sommes peu attaché aux résultats opératoires publiés dans la période pré-antiseptique.

On ne connaissait d'ailleurs pas à cette époque les localisations cérébrales, et ces interventions aveugles ne nous intéressent pas.

Nous avons, au contraire, cherché les observations les plus récentes, celles surtout parues depuis l'année 1896, date à laquelle MM. Maubrac et Broca ont mis nettement la question au point dans leur traité de : « Chirurgie du crâne ».

Les conclusions que nous tirerons de nos recherches ne démontreront peut-être que notre inexpérience de l'analyse clinique. Du moins les nombreux cas que nous relatons et que le plus souvent nous n'avons fait que transcrire seront-ils peut-être de quelque intérêt pour des esprits plus éclairés que nous. Nous nous déclarerions satisfait si nous savions que nous n'avons pas été inutile.

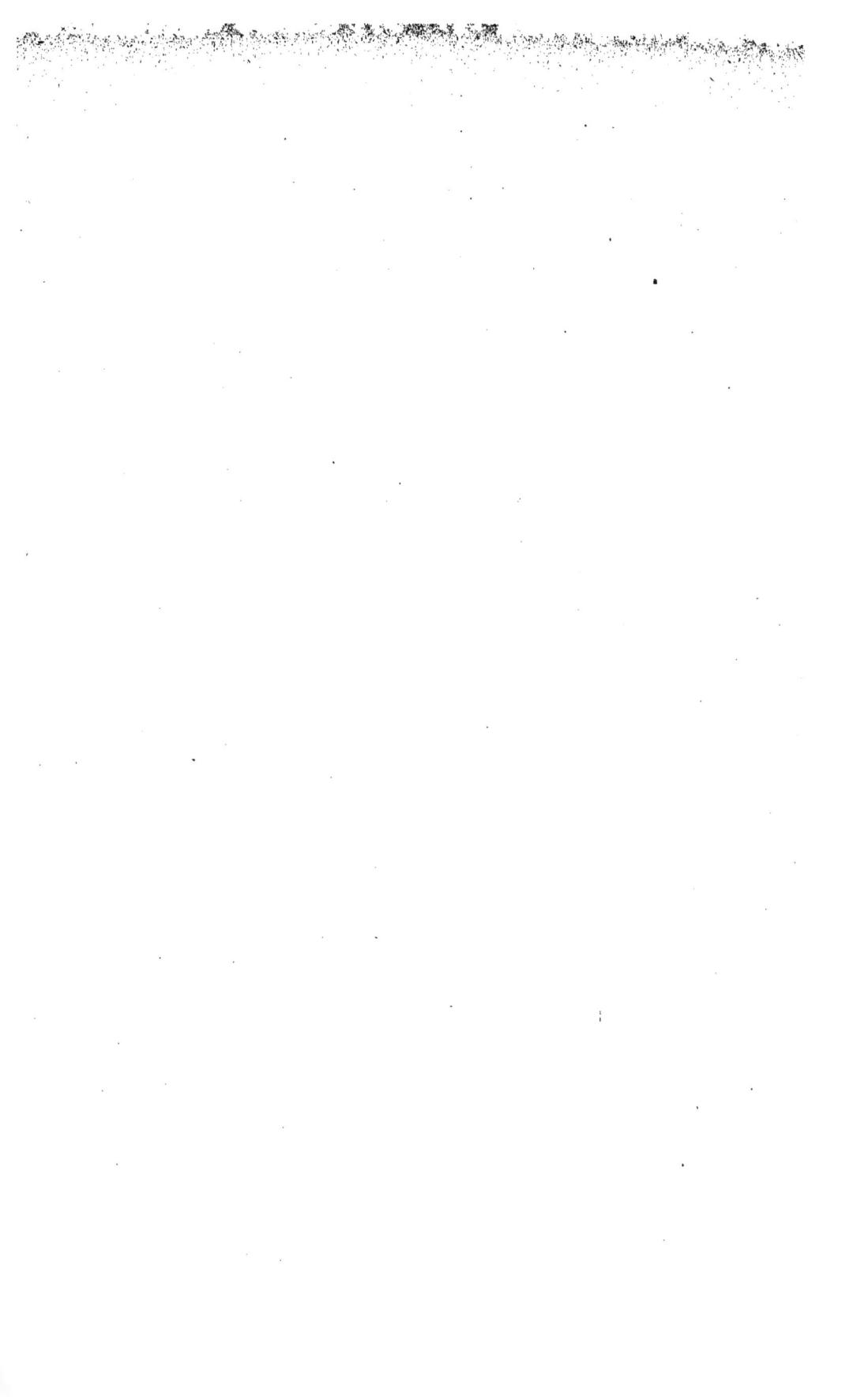

CONTRIBUTION A L'ÉTUDE

DES RÉSULTATS

DE

L'INTERVENTION CHIRURGICALE

DANS L'ÉPILEPSIE JACKSONIENNE

D'ORIGINE TRAUMATIQUE

TECHNIQUE ET DEGRÉS DIVERS DE
L'INTERVENTION
LIEU D'APPLICATION DU TRÉPAN

Les opérations dirigées contre l'épilepsie traumatique sont très variées. Tel chirurgien s'est borné à fendre les parties molles, tel autre a trépané, un troisième a ouvert la dure-mère, un quatrième enfin a ponctionné, incisé ou excisé le cerveau.

1° **Action limitée aux parties molles.**— Sur le cuir chevelu cicatrisé ou seulement douloureux à la pression, on a conseillé quelquefois d'agir d'une façon très superficielle par les pointes de feu (Féré), par les injections de morphine (Schüle), par l'électrolyse (Echeverria). Quoique ces petits moyens aient donné quelques résultats, leur emploi ne s'est pas vulgarisé, et nous croyons que c'est à bon droit, car ils ne sont pas moins graves que l'incision franche, dont l'efficacité est incontestablement plus grande.

L'incision ou mieux l'excision avec libération des adhérences entre les cicatrices et le squelette, a été suivie d'assez nombreux succès. Un des plus connus est celui de Pouteau, et depuis, dans la littérature déjà ancienne, on trouve sans peine d'assez nombreuses observations analogues dues à E. Home, Guthries, J. Bell, etc. Il y a une vingtaine d'années, cette pratique était encore en honneur, et personne ne s'en étonnera, puisqu'à cette époque la trépanation causait souvant la mort par complications infectieuses : on se contentait donc des guérisons obtenues et on se consolait des échecs en se disant qu'au moins on n'avait pas compromis la vie du patient.

Ces raisonnements ne sont plus de mise aujourd'hui que l'ablation d'une rondelle osseuse n'a plus en soi aucune espèce de gravité. L'opération limitée aux parties molles n'a d'efficacité que contre les épilepsies réflexes d'origine périphérique, possibles par lésions de filets du trijumeau, au cuir chevelu, aussi bien que par lésion d'un nerf quelconque des membres. Mais avec Bergmann il faut considérer ces faits comme rares, exceptionnels même. On ne s'en tiendra à l'excision et à la libération de la cicatrice que si cette cicatrice est nettement le point de départ de l'aura, si la pression exercée sur elle est douloureuse et provoque l'accès, si cet accès enfin est privé de tout *signal-symptôme*.

De plus, le plan opératoire étant réglé comme il vient d'être dit, on y renoncera au cours même de l'intervention si on voit sur l'os les restes d'une ancienne fracture : or cela déjà restreint considérablement les indications, puisque d'après les relevés d'Echeverria, il y a fracture du crâne 113 fois sur 145. Dès qu'il y aura un doute quelconque, on se souviendra de l'innocuité du trépan. Cela vaudra mieux que d'être forcé, comme Southam, de s'attaquer à l'os après deux échecs de l'incision simple.

2° **Trépanation**. — La trépanation est la partie de l'intervention qui consiste à réséquer une étendue plus ou moins grande de la boîte crânienne.

Dans la période préantiseptique on ne réséquait pas volontiers des surfaces très vastes de la boîte osseuse ; la septicémie se levait toujours menaçante devant l'instrument du chirurgien.

On ne saurait contester que par ces opérations timides on n'ait obtenu d'assez nombreux succès ; sur l'efficacité de la trépanation ainsi comprise, le mémoire d'Echeverria est convaincant ; quant à la période moderne, les observations de même nature y sont encore fréquentes.

Mais depuis quelques années, on a eu de plus en plus tendance à pousser plus loin l'intervention, et les chirurgiens sont aujourd'hui d'accord sur la nécessité d'opérer largement. On agrandira l'ouverture sans crainte, de façon à bien voir partout la dure-mère libre, régulière, affranchie de toute compression.

3° **Incision de la dure-mère**. — En 1885, Demons, plus audacieux, a affirmé nettement l'indication d'ouvrir la dure-mère dans les cas où il y avait des signes de localisation cérébrale, et cette pratique a été érigée en principe par Horsley, par Lucas-Championnière.

Il y a d'abord des circonstances dans lesquelles personne ne songera à respecter la dure-mère : si elle bombe, si elle

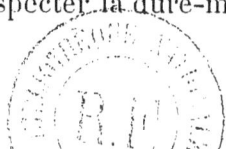

est privée de battements, on soupçonnera une lésion sous-jacente, un kyste probablement, et on l'incisera sans discussion possible ; si elle est elle-même malade, épaissie, vascularisée, indurée, adhérente à l'os hyperostosé ou enfoncé, on la réséquera sans crainte.

Lorsque la dure-mère est normale, mais lorsqu'il existe une épilepsie jacksonienne à signal-symptôme évident, ou une paralysie bien localisée, le doute ne sera pas permis davantage. Tous les chirurgiens imitent la pratique que Demons a préconisée après lui avoir dû un remarquable succès.

Mais si la dure-mère apparaît saine dans le champ opératoire et si rien ne fait soupçonner même une lésion sous-jacente, alors la question est discutable : Maubrac et Broca, dans leur Traité de chirurgie du crâne, croient que dans la plupart de ces cas il est encore prudent d'inciser la dure-mère.

C'est le meilleur moyen de ne pas méconnaître certaines productions kystiques que rien ne trahit à l'extérieur, d'évacuer certains reliquats d'épanchement sanguin, et comme d'autre part cette incision n'augmente pas la gravité de l'intervention, on conçoit que l'on ne doive pas, en principe, s'exposer à méconnaître une lésion profonde contre laquelle on pourrait agir. La vraie indication qui pousserait Broca à respecter l'intégrité de la dure-mère serait l'existence d'une ostéite suppurée sans symptômes faisant redouter un abcès cérébral.

4° **Interventions portant sur le cerveau.** —

Après incision de la dure-mère, le cerveau apparaît facile à explorer par la vue, le toucher, la ponction, l'incision. Les chirurgiens ont porté dans sa substance le couteau et la curette, ce sont les chirurgiens anglais et américains surtout, qui, les premiers, ont osé ce genre d'intervention.

Lorsque, après une trépanation large, on a libéré les adhérences dure-mériennes, excisé les méninges épaissies, on peut se trouver en présence de foyers de ramollissement corticaux et de masses cicatricielles kystiques ou non.

La question est délicate, et les opinions sur ce sujet sont légèrement divergentes.

En présence d'une zone limitée, de cortex ramolli, de reliquats de foyers hémorragiques, de kystes hématiques ou séreux empiétant un peu sur la substance cérébrale elle-même, évacuer les vieux caillots, drainer les cavités kystiques, telle est, d'après Broca, la besogne indiquée au chirurgien.

On a poussé plus loin l'intervention, et Horsley a soutenu qu'il fallait, dans le cas de cicatrices post-traumatiques, traiter ces cicatrices comme des néoplasmes et les extirper franchement au bistouri. Nous examinerons à la fin de ce travail les résultats que donne une semblable méthode.

Enfin, comme dernier mode opératoire, tenté dans les cas d'épilepsie traumatique, nous indiquerons un procédé employé par Horsley, tel qu'il a été indiqué par son auteur dans diverses communications à l'Académie médicale Britannique, aux Congrès allemands et français (1892).

Ce chirurgien opère toutes les épilepsies qui ont un signe de localisation corticale ; mais, en opérant, s'il ne trouve aucune lésion grossière de la circonvolution, il cherche, en électrisant l'écorce, le centre précis du mouvement par lequel commence l'attaque. Pour cela, après avoir mis à nu la région qui répond au membre d'où part le signal-symptôme, il explore cette région avec un excitateur faradique à deux tiges métalliques séparées l'une de l'autre de 4 à 5 millimètres.

Le courant doit être peu intense et, comme moyen d'appréciation, Horsley indique qu'il doit être supporté sur la langue. L'écorce étant ainsi excitée, des mouvements ne tardent pas à se produire dans le segment correspondant du membre et on arrive ainsi après quelques tâtonnements à provoquer le mouvement qui constitue le spasme initial.

« Cette région corticale, d'où part l'excitation pour le spasme initial, doit alors être excisée, et comme on n'enlève que le foyer d'un segment restreint on ne détermine qu'une parésie légère ou temporaire ».

Tels sont les principaux modes d'intervention chirurgicale tentés jusqu'à ce jour dans l'épilepsie traumatique. Ils sont applicables, quelle que soit la région du crâne atteinte, quelle que soit la manifestation clinique de la lésion ; mais le chirurgien a besoin de plus de précision, il doit connaître le lieu exact sur lequel doit porter l'action de son trépan.

Deux considérations le lui indiqueront : 1° l'existence d'une cicatrice, d'un enfoncement, d'un point particulièrement douloureux à la pression ; 2° la constatation d'un signal-symptôme, c'est-à-dire d'une convulsion initiale ou prépondérante au niveau d'un membre ou d'un segment de membre.

Nous avons ainsi terminé la partie de notre tâche dans laquelle nous nous proposions d'étudier la technique et les degrés divers de l'intervention dans l'épilepsie traumatique ; nous allons maintenant voir dans les tableaux qui suivent l'application de chacun de ces modes opératoires et nous serons autorisé ensuite à juger de leur valeur par les résultats de la statistique.

Tableaux.

N° d'ordre	AUTEURS	DATE ET GENRE DU TRAUMATISME	DATE D'APPARITION ET FORME DES ACCIDENTS	GENRE D'INTERVENTION	RÉSULTATS	
					IMMÉDIATS	ÉLOIGNÉS
1	Galvani d'Athènes.	A.-A. de Macédoine 22 ans. Coup de pierre sur région pariétale gauche ; reste une cicatrice.	Convulsions épileptiformes le 3° jour, localisées au côté droit et apparaissant 2 fois par jour. Cessation des attaques. 2 ans 1/2 après, réapparition de crises irrégulières, convulsions cloniques dirigées à droite : bave, pas de morsure de la langue. Perte de connaissance complète.	Application de 3 couronnes de trépan sur l'enfoncement osseux. Libération de la dure-mère.	Quelques crises avortées. L'aura s'arrête au cou.	Résultats excellents pendant quelques mois.
2	Routier.	H. 30 ans. Mutilé par un vagon ; plaies à la tête avec fistule permanente.	Début des accidents, 2 ans après : perte de connaissance, chute, après laquelle convulsions du membre supérieur. Douleurs très vives.	Trépanation large; ablation d'une surface osseuse de 6 c.×7. Libération de la dure-mère.	Une seule crise notée après intervention.	Absence de crises pendant 6 mois.
3	Thouvenet.	H. 34 ans, couvreur. Alcoolique. Chute sur le pavé du haut d'un toit (6° étage). Fracture du bassin et du crâne.	8 à 9 ans après, attaque convulsive avec perte de connaissance. Bras agité par convulsions rapides.	Trépanation simple.	Plus d'attaques 9 mois après intervention.	Réapparition 5 mois après.

N° d'ordre	AUTEURS	DATE ET GENRE DU TRAUMATISME	DATE D'APPARITION ET FORME DES ACCIDENTS	GENRE D'INTERVENTION	RÉSULTATS	
					IMMÉDIATS	ÉLOIGNÉS
4	Roulier.	J. H. 26 ans. Balle de revolver ayant traversé crâne de part en part.	8 ans après : crises épileptiques cloniques.	Trépanation, ablation d'une exostose.	Crises diminuées	Disparition 1 an après.
5	Prunier.	H. 24 ans. Coup de pierre au côté droit de la tête. Douleur vive et hémorragie abondante.	3 ou 4 jours après, traumatisme, apparition dans la même journée de 4 crises convulsives limitées au bras gauche ; elles ne reparaissent pas les jours suivants. 2 ou 3 mois après, nouveaux accidents épileptiformes Aura avec fourmillements et chaleur dans le membre supérieur gauche. Puis secousses convulsives.	3 couronnes de trépan. Ablation d'une esquille.	Bon	Plus de crises 1 an après.
6	Prunier.	H. 31 ans. Coup de pierre à la tempe droite et au front.	3 ou 4 mois après accident : vertiges, contractions violentes dans le bras gauche. Chute sans connaissance. Parésie des membres supérieurs et inférieurs gauches.	Une couronne de trépan. Epaississement de l'os, blessure de la méningée moyenne.	Rien.	Guérison 6 mois après.

N° d'ordre	AUTEURS	DATE ET GENRE DU TRAUMATISME	DATE D'APPARITION ET FORME DES ACCIDENTS	GENRE D'INTERVENTION	RÉSULTATS	
					IMMÉDIATS	ÉLOIGNÉS
7	Eiselberg.	F. 17 ans. Fracture compliquée du frontal.	Crises épileptiformes immédiates.	Excision de l'os. Hémorragie post-opératoire.	Guérison	Non suivie.
8	Eiselberg.	X. Fracture du crâne.	1 an et demi après. Epilepsie.	Libération des adhérences des méninges et du cerveau aux os. Résection des bords osseux saillants.	Guérison	Non suivie.
9	Kümmel.	X. Fracture du crâne.		Trépanation comme 2 francs comblée par une pièce d'os décalcifié.	Guérison.	Guérison 5 mois après.
10	Weir.	H. 53 ans. Chute sur crâne.	Epilepsie.	Trépanat. 3 rondelles qui sont replacées.	Guérison.	Guérison 4 ans après.
11	Voisin, 1898.	H. 17 ans. Chute à 4 ans.	Attaques convulsives du côté gauche ; aura douloureuse du membre supérieur.	Craniectomie large 11 c. × 5 au niveau de la fronto-pariétale ascendante.	3 attaques, quelques tressaillements, quelques légères secousses.	Guérison 2 ans et demi après.

N° d'ordre	AUTEURS	DATE ET GENRE DU TRAUMATISME	DATE D'APPARITION ET FORME DES ACCIDENTS	GENRE D'INTERVENTION	RÉSULTATS	
					IMMÉDIATS	ÉLOIGNÉS
12	Carrier.	X. Chute sur la tête.	Epilepsie partielle localisée au côté droit avec tendance à la généralisation. Parésie avec atrophie du membre inférieur droit. Aura partant du bras droit et se propageant au membre correspondant. Perte de connaissance plus ou moins complète.	Craniectomie. Exostose enlevée partiellem¹.	Amélioration.	
13	Mignard et Jaboulay.	H. 23 ans. Chute de cheval.	32 jours sans connaissance après chute. Crises débutant par côté gauche du corps : syndrome de grande épilepsie.	Trépanation partie supérieure, région pariétale gauche.	Plus de crises durant 1 mois.	?
14	Leyden.	X. 30 ans. Chute dans un escalier à l'âge de 4 ans. Dépression cranienne.	Malade ayant eu 3 attaques d'épilepsie. Maux de tête du côté gauche. Somnolence. Hémiplégie gauche.	Trépanation au niveau de la dépression. L'hémiplégie va en diminuant et les accès épileptiques disparaissent.	Guérison au bout de 3 semaines.	?

N° d'ordre	AUTEURS	DATE ET GENRE DU TRAUMATISME	DATE D'APPARITION ET FORME DES ACCIDENTS	GENRE D'INTERVENTION	RESULTATS	
					IMMÉDIATS	ÉLOIGNÉS
15	Schufeldt.	H. 40 ans. Coup de hache à l'âge de 9 ans.	Epilepsie 25 ans plus tard.	Cicatrice adhérente. Trépanation.	Guérison	non suivie.
16	Mondot, d'Oran 1899.	Enfant 13 ans. Chute sur la tête ; cicatrisation normale. Bien portant pendant un an.	Au bout d'un an, tremblements, crises nerveuses auxquelles succèdent des attaques d'épilepsie bien caractérisées. Malade à 23 ans, 7 à 8 attaques par jour.	Trépanation au niveau de la cicatrice, table osseuse épaisse qu'on amincit à la gouge jusqu'à ce que l'épaisseur paraisse normale.	Guérison.	Vu 2 ans après guérison se maintient.
17	C. Bell.	Chute sur la tête, plaie du cuir chevelu, sans fracture appréciable du crâne.	1 an après accident, on note chez blessé, pendant 48 heures qui suivirent son entrée à l'hôpital, 46 attaques épileptiques violentes débutant par main et bras gauche et s'étendant ensuite aux 4 membres et à la face, mais plus accentuées du côté gauche ; déviation conjuguée des yeux à droite et suivie d'une transpiration abondante.	Trépanation pratiquée au niveau de la région motrice droite. On trouve un caillot sanguin grand comme une pièce de 50 c. et qui adhérait à la dure-mère. On l'enlève.	Guérison	suivie.

N° d'ordre	AUTEURS	DATE ET GENRE DU TRAUMATISME	DATE D'APPARITION ET FORME DES ACCIDENTS	GENRE D'INTERVENTION	RÉSULTATS	
					IMMÉDIATS	ÉLOIGNÉS
18	Schlesinger.	Chute sur le crâne.	Quelques mois après, épilepsie jacksonienne avec conservation de la conscience pendant accès. Attaques de plus en plus fréquentes, puis hémiplégie gauche, atrophie des muscles du bras.	Trépanation simple.	Guérison avec atrophie.	
19	Boucher de Rouen.	Enfoncement du pariétal gauche par un pot de fleurs.	Attaques épileptiformes, convulsions du côté droit.	Trépanation simple.		Guérison 2 ans après.
20	Routier.	Homme de 30 ans. Plaie du cuir chevelu et fracture du crâne.	Fistule persistant pendant 2 ans. En mai 1885, accès épileptiformes.	Trépanation et ablation d'une exostose.	Amélioration immédiate.	Guérison complète.
21	Southan.	H. 32 ans. Chute sur le côté gauche. Plaie du cuir chevelu.	Quelque temps après, crises convulsives sans aura, limitées à la moitié droite de la face. Perte de connaissance. Pas de paralysie.	2 fois, libération du cuir chevelu sans résultat. Trépanation. Os épaissi. Sclérosé. Exostose de 1/2 cent.	Amélioration.	Guérison complète constatée 2 ans après.

N° d'ordre	AUTEURS	DATE ET GENRE DU TRAUMATISME	DATE D'APPARITION ET FORME DES ACCIDENTS	GENRE D'INTERVENTION	RÉSULTATS	
					IMMÉDIATS	ÉLOIGNÉS
22	Echeverria.	H. 21 ans. Pas d'antécédents syphilitiques. Tête et face symétriques.	Chute d'une escarpolette. Blessure sur côté gauche protubérance occipitale. La plaie se ferme au bout de 6 semaines. Douleurs intenses depuis la chute, puis spasmes avec secousses brusques des bras. 13 ans après l'accident attaque épileptique avec aura et cri.	Trépanation. Extirpation d'une exostose siégeant sur l'occipital.	Suppuration légère de la plaie.	Résultat complet. Plus de rechutes après plus. années.
23	Echeverria.	Mlle H. Coup de volet d'une fenêtre à l'âge de 15 ans.	Convulsions épileptiformes après accidents, puis crises surtout nocturnes.	Trépanation. Extirpation d'une rondelle osseuse.		Résultat bon 6 ans après.
24	Ayes Agness.	H. 35 ans. Frappé à la frontale gauche, par verre à bière. Six heures sans connaissanc.	6 semaines après accident. Attaques 6 à 7 par jour.	Trépanation. Ablation d'un morceau d'os.	Guérison complète.	Fugue de l'hôpital
25	Lucas-Championnière.	H. 44 ans. Dans une chute de cheval, fracture 1re frontale gauche.	Attaques 2 ans plus tard de plus en plus fréquentes.	Trépanation au niveau de l'enfoncement osseux.	Quelques crises rares.	Plus de crises.

Nº d'ordre	AUTEURS	DATE ET GENRE DU TRAUMATISME	DATE D'APPARITION ET FORME DES ACCIDENTS	GENRE D'INTERVENTION	RÉSULTATS	
					IMMÉDIATS	ÉLOIGNÉS
25 bis	Lucas-Championnière.	H. 32 ans. Coup de pied de cheval. On voit une cicatrice.	Crises épileptiformes 1 an après.	Trépanation et ablation d'une rondelle osseuse.	Plus de crises.	
26	Lucas-Championnière.	M. Henri Chute sur le crâne. Région des centres gauches.	Parésie du membre supérieur et inférieur droit. Aphasie. Convulsions épileptiformes rares depuis 3 ans.	Trépanation dans la région des centres gauches. Une grande couronne et une petite avec un pont. Ablation d'une hyperostose considérable.	Aucune attaque dans les 2 mois de séjour.	Le progrès, plus tard, n'est pas continué.
27	P. Reclus.	H. Eclat d'obus en 1870, blessure de 15 à 20 cent. du frontal au pariétal.	Accès épileptiques immédiats très fréquents se reproduisant à la moindre cause.	2 couronnes larges de trépan. Enlèvement d'une exostose sur le sinus longitudinal.	Bon résultat pendant 1 mois 1/2.	?

N° d'ordre	AUTEURS	DATE ET GENRE DU TRAUMATISME	DATE D'APPARITION ET FORME DES ACCIDENTS	GENRE D'INTERVENTION	RÉSULTATS	
					IMMÉDIATS	ÉLOIGNÉS
28	Trélat.	H. 26 ans. Chute de cheval. Fracture du pariétal gauche. Cicatrice restante.	Crises épileptiformes. Douleurs localisées avec tendances obsédantes et fugues.	Large trépanation. Enlèvement d'une hyperostose.	Une attaque après.	Bien-être absolu et persistant.
29	Trifagy (Bruxelles).	H. 40 ans. Fracture comminutive du vertex.	Crises épileptiques provoquées par pression sur cicatrice.	Trépanation	Folie furieuse.	Guérison sans autre crise.
30	Park.	H. 47 ans. Coup à la tête, 16 heures de coma. Persistance d'hémiplégie et aphasie.	Première crise 4 mois après.	Trépanation		Guérison sauf persistance d'aphasie.
31	Park.	Fille, 14 ans. Chute sur le crâne. 10 jours de coma.	Crises 2 ans après accident. Attaque jacksonnienne. Bras droit.	Trépanation	Bon.	Amélioration. Persistance de quelques accès provoqués par troubles digest.

N° d'ordre	AUTEURS	DATE ET GENRE DU TRAUMATISME	DATE D'APPARITION ET FORME DES ACCIDENTS	GENRE D'INTERVENTION	RÉSULTATS	
					IMMÉDIATS	ÉLOIGNÉS
32	Estor.	H. 23 ans. Hérédité nulle. A 13 ans, chute du haut d'un arbre, perte de connaissance.	7 ans après attaques épileptiques de plus en plus fréquentes, jusqu'à 6 à 7 par jour.	Trépanation le 21 mars 1891 sur une cicatrice vers l'angle postéro-supérieur du pariétal, qui ne répond pas à un enfoncement de la table interne. Dure-mère saine, pas incisée.	Amélioration de 5 à 6 jours.	Résultat nul.
33	White et A. Lane.	Homme de 29 ans. Chute sur pariétal gauche.	Crises 14 ans après. Hémiplégie, céphalalgie, épilepsie (?)	Trépanation, résection de la dure-mère épaissie.	Bon.	Guérison des crises depuis 17 mois. Hémiplégie amendée.
34	A. Lane.	Sujet accouché au forceps, enfoncement notable sur côté droit du crâne.	Pris d'une première crise à 14 ans, à partir de ce moment les accès se succédèrent rapidement. Parésie du bras gauche.	Trépanation limitée au crâne.	Bon.	Crises plus espacées, mais non disparition complète.
35	Chavasse.	H. 21 ans, trauma violent sur le crâne. Plaie du cuir chevelu dont il reste une cicatric.	3 mois après, épilepsie convulsive, aura visuelle.	Trépanation limitée à l'os.	Bon.	Guérison constatée au bout de 3 mois.

N° d'ordre	AUTEURS	DATE ET GENRE DU TRAUMATISME	DATE D'APPARITION ET FORME DES ACCIDENTS	GENRE D'INTERVENTION	RÉSULTATS	
					IMMÉDIATS	ÉLOIGNÉS
36	Lucas-Championnière.	Marcel, 27 ans, Coup de couteau sur la tête il y a 6 ans.	Attaques épileptiformes 1 an plus tard, de plus en plus fréquentes, douleurs tête très vives.	Trépanation dans la région motrice. Incision dure-mère. Ecoulement liquide céphalo-rachidien.	Plus de crises.	Sorti guéri 1 mois plus tard.
37	Lucas-Championnière.	Coup de bigot sur pariétal gauche.	Première attaque 1 an après, attaques d'abord espacées (15 jours), puis de plus en plus fréquentes généralisées d'emblée.	Trépanation, ouverture simple des méninges.	Résultat	nul.
38	Lucas-Championnière.	H. Charles, 26 ans cordonnier. Fracture du crâne avec enfoncement bien en avant de la plaie.	Parésie du bras droit. Aphasie. Crises épileptiformes. Opération 5 jours après trauma.	Couronne de trépan en avant du foyer de fracture, les os sont engrénés, une demi-couronne en arrière. Ablation d'une esquille. Hémorragie.	Paralysie du bras et aphasie persistent.	Disparition lente de la paralysie et de l'aphasie. Revenu en bonne santé, 13 ans après opération. Infirmier à l'hôpital Tenon.

N° d'ordre	AUTEURS	DATE ET GENRE DU TRAUMATISME	DATE D'APPARITION ET FORME DES ACCIDENTS	GENRE D'INTERVENTION	RÉSULTATS	
					IMMÉDIATS	ÉLOIGNÉS
39	Berger.	Fracture sans enfoncement apparent.	Hémiplégie, quelques jours après trauma convulsions épileptiformes. Attaques complètes apparaissent 1 an après.	Trépanation large. Ablation de caillots. Nouvelle trépanation.	Résultats	nuls.
40	Prunier.	Homme, 29 ans. Coup de pied de cheval au côté gauche de la tête. Pas de suites immédiates graves; 15 jours après, reprise du travail.	3 ans plus tard, chute et perte de connaissance, ensuite crises convulsives débutant par membre supérieur droit. Paralysie du membre supérieur. Parésie du membre inférieur.	3 couronnes sur la cicatrice. Incision de la dure-mère.	Pas de crises pendant 15 jours.	Pas d'amélioration sensible.
41	Lucas-Championnière.	R. Ferdinand, concierge. Chute 1er étage, il y a 7 ans.	2 ans après, aura à gauche, remontant à la face. En décembre 1890, hémiplégie gauche, étourdissements, chute. Mouvements convulsifs de la mâchoire inférieure.	Trépanation sur la ligne rolandique 58ᵐᵐ/61ᵐᵐ. Incision de la dure-mère.	Hémiplégie complète le 2e jour.	Le 45e jour, peut élever le bras. Trois mois après, troubles convulsifs disparus.
42	Olivier.	Chute sur le crâne.	Douleurs et épilepsie quelques jours après.	Trépanation. Pas de lésion. Ecoulement liquide céphalo-rachidien.	Crises s'éloignent.	Guérison observée 6 mois après.

N° d'ordre	AUTEURS	DATE ET GENRE DU TRAUMATISME	DATE D'APPARITION ET FORME DES ACCIDENTS	GENRE D'INTERVENTION	RÉSULTATS	
					IMMÉDIATS	ÉLOIGNÉS
43	Gerster et Sachs.	A l'àge de 12 ans, chute d'unwagon. Inconscience pendant quelques minutes.	Attaques épileptiformes avec convulsions d'un seul côté.	Trépanation large. Faradisation des centres.	Une attaque après l'opération.	?
44	Paul Reynier. 1899.	Coup sur la tète depuis l'àge de 6 ans, crises épileptiques.	De 10 à 13 ans les crises se répétèrent plusieurs fois par jour. Aura partant des yeux, éblouissement et perte de connaissance	Trépanation sur le pariétal gauche, où se trouve la cicatrice correspondant à la position du pli courbe. Os congestionné et épaissi. Section de la dure-mère, les circonvolutions paraissant normales.	Amélioration progressive pendant 6 mois.	Disparition complète des crises 2 ans 1/2 après.
45	Ed. Schwartz 1899.	Chute sur la tète, quelque temps après convulsions localisées au bras droit.	Depuis deux ans crises généralisées avec chute et perte de connaissance.	1° Trépanation simple sans résultat ; 2° Trépanation malheureuse ; 3° Excision de la dure-mère.	Amélioration immédiate	L'amélioration se maintient.

N° d'ordre	AUTEURS	DATE ET GENRE DU TRAUMATISME	DATE D'APPARITION ET FORME DES ACCIDENTS	GENRE D'INTERVENTION	RÉSULTATS	
					IMMÉDIATS	ÉLOIGNÉS
46	Williamson et Jones Roberts 1899.	Jeune employé, fait une chute sur la tête. Plaie au niveau de la région rolandique gauche.	Deux ans après, attaques épileptiformes se renouvelant toutes les 10 min.	Trépanation ; ouverture vers le 1/3 moyen de la scissure de Rolando. Nouvelle incis. on découvre un fragm^t osseux qu'on extirpe.	Amélioration immédiate. Bon.	Récidive. Guérison complète jusqu'à ce jour.
47	Fischer.	Homme, 17 ans. Chute sur le crâne.	2 mois après, première attaque d'épilepsie.	Le 20 octobre 1887, trépanation de la table interne pressant sur la dure-mère.	Amélioration.	Guérison complète.
48	Decressac. 1887.	Homme, 16 ans, renversé par un cheval et piétiné. Perte de connaissance pendant huit jours. Plaie contuse au niveau de la partie moyenne du pariétal droit, qui est fracturé.	2 ans après l'accident. accès convulsifs espacés; pas de perte de connaissance. Depuis 1 an aggravation des crises. Pas d'aura, ni de cri initial. Le malade agite le bras gauche, qui devient le siège de petits trembl^{ts}. Les secousses se montrent ensuite dans la jambe et dans la cuisse du même côté. Déviation conjuguée de la tête et des yeux.	Trépanation au niveau de la cicatrice. Incision de la dure-mère, évacuation de liquide céphalo-rachidien.		Guérison complète et suivie (Le nombre d'années n'est pas indiq.)

Nº d'ordre	AUTEURS	DATE ET GENRE DU TRAUMATISME	DATE D'APPARITION ET FORME DES ACCIDENTS	GENRE D'INTERVENTION	RÉSULTATS	
					IMMÉDIATS	ÉLOIGNÉS
49	Heuston.	Chute de cheval. Fractures multiples.	6 ans plus tard. Attaques avec sensations singulières (Tête projetée en avant).	Trépanation. Os épaissi. Aspiration de liquide céphalo-rachidien.	Bons.	Guérison constatée 10 mois après l'intervention.
50	Prunier.	Fille, 17 ans. Chute sur pierre du côté gauche du crâne.	3 jours après crises, tête brusquement portée à gauche, pas de convulsions cloniques, mais contractures durant 5 minutes. Puis grandes crises. La malade se mettait en arc.	Trépanation. Ouverture grande comme deux fr. Incision de la dure-mère. Excision du cerveau.	Plus de crises.	Guérison constatée 5 mois après.
51	Huitertoisser.	Fracture compliquée du pariétal gauche.	Epilepsie avec aura brachial, immédiatement après l'accident.	Trépanation. Dure-mère ouverte. Application d'une plaque de celluloïd.		Guéris. absolue suivie 6 mois.
52	Djemil-Bey.	H. 30 ans. Coup de yatagan à la région fronto-pariétale droite.	12 heures sans connaissance, hémiplégie, perte de sensibilité du côté gauche. Tout disparaît. 8 mois après crises, 6 à 7 par jour.	Trépanation. Enlèvement d'une esquille. On incise la dure-mère qui donne issue à du pus.	Crises cessent. Reparaissent 43 jours après.	Guérison 3 ans après.

N° d'ordre	AUTEURS	DATE ET GENRE DU TRAUMATISME	DATE D'APPARITION ET FORME DES ACCIDENTS	GENRE D'INTERVENTION	RÉSULTATS	
					IMMÉDIATS	ÉLOIGNÉS
53	Verchère.	X. 12 ans, se heurte la tête à l'angle d'une fontaine. Pas de plaie.	Au bout de 15 jours, première crise suivie d'autres arrêts des facultés intellectuelles L'enfant garde le mal 10 ans.	Enlèvement de 6 c. de boîte cranienne. Pas de lésion du cerveau.	Amélioration.	Disparition graduelle des attaques.
54	Horsley.	H. 37 ans. Coup sur la tête 3 mois avant.	Hemi-parésie, troubles mentaux. Mal épileptique.	Trépanation. Enlèvement d'une cicatrice kystique.	Aggravation.	Etat stationnaire des crises. Amélioration de l'état mental et cessation de la paralysie.
55	Bergmann.	H. 20 ans. Fracture compliquée qui suppura 15 mois.	2 ans après, vertiges, puis épilepsie peu à peu aggravée; à l'âge de 20 ans atrophie et contracture des membres du côté droit. Les crises débutent par hyperextension des doigts et de la main.	Trépanation sur cicatrice. Excision de la cicatrice kystique du cerveau.	Paralysie des extenseurs et amélioration passagère de l'épilepsie.	Nuls.

No d'ordre	AUTEURS	DATE ET GENRE DU TRAUMATISME	DATE D'APPARITION ET FORME DES ACCIDENTS	GENRE D'INTERVENTION	RÉSULTATS	
					IMMÉDIATS	ÉLOIGNÉS
56	Beach.	Enfant de 4 ans. Coup de pied de cheval sur la tête. Fracture avec plaie. Perte de connaissance et écoulement sanguin par oreille gauche.	4 ans après : épilepsie, crises fréquentes, précédées d'aura visuelle (à gauche).	Trépanation sur cicatrice. Ouverture d'une cavité kystique et excision du tissu de cicatrice, jusqu'à l'intérieur de la substance cérébrale.	Amélioration	Plus de crises 6 mois après.
57	Hochenegg 1892.	Chute à 17 ans sur la tête. 14 jours de commotion.	1 an après : épilepsie jacksonienne (bras gauche). Cessa au bout de 2 ans, recommença 6 ans plus tard.	Excision d'une hernie du cerveau.	Amélioration.	Guérison 2 mois après.
58	Miles.	H. 35 ans. Coup il y a 4 ans.	Contract. spasmodiques facio-linguales, vertiges, vomissements.	Trépanation. Excision et évacuation d'un kyste.	Nuls.	Nuls.
59	Martin Durr.	Traumatisme sur crâne.	Epilepsie 20 ans après (bras et face).	Mise à nu de l'écorce qui paraît normale. Non excision.	Mort le soir.	

N° d'ordre	AUTEURS	DATE ET GENRE DU TRAUMATISME	DATE D'APPARITION ET FORME DES ACCIDENTS	GENRE D'INTERVENTION	RÉSULTATS	
					IMMÉDIATS	ÉLOIGNÉS
60	Demons, 1885.	Chute sur crâne. Dépression à région pariétale gauche.	Epilepsie particlle (main gauche), 2 ans après.	Trépanation à droite. Excision : foyer de ramollissemt.	Bon résultat.	Résultat parfait au bout de 23 mois.
61	Gross. 1897.	Garçon, 18 ans. Chute à 2 ans.	A 16 ans : épilepsie nocturne d'abord, diurne ensuite, crises ressemblant à crises généralisées essentielles.	Trépanation. Ablation d'un kyste.	Bon.	Guérison.
62	Gross.	Mineur, 44 ans. A 36, fracture du frontal à droite par éclat de mine.	8 ans après, brusquement crises subintrantes d'épilepsie Jacksonienne.	Trépanation. Evacuation d'une vaste cavité à liquide séreux.	Continuation des crises.	Mort le soir.
63	Mauwun	H. 22 ans. Contusions du crâne, il y a 8 ans.	Epilepsie Jacksonienne (Face et langue). Plus de 100 crises en 24 heures.	Trépanation. Extirpation d'un kyste gros, comme noisette, logé en partie dans la première frontale.	Excellents.	?

N° d'ordre	AUTEURS	DATE ET GENRE DU TRAUMATISME	DATE D'APPARITION ET FORME DES ACCIDENTS	GENRE D'INTERVENTION	RÉSULTATS	
					IMMÉDIATS	ÉLOIGNÉS
64	Jeannel	H. 32 ans, ayant reçu à 15 ans, coup de couteau au dessus oreille gauche.	A 31 ans, céphalalgie; puis épilepsie Jacksonienne débutant par le membre supérieur droit.	Trépanation sur le 1/3 moyen de la frontale ascendante, au dessus cicatrice. Curettage d'un foyer de ramollissemt.	Amélioration.	Amélioration persistante. Espacement des crises.
65	Buffet	Coup violent sur le crâne.	4 à 5 mois après, convulsions avec aura partant de la région pariétale gauche. Début du côté droit de la face, puis bras et jambe. Aggravation progressive et aphasie.	Trépanation simple.	Résultat nul.	
66	Verchère	H. 22 ans. Trauma léger à 12 ans, on ne sait plus de quel côté.	15 jours après, début d'épilepsie Jacksonienne. Aura, débutant par membre supérieur droit, une grande crise toutes les 5 à 6 semaines. Entre les crises céphalée atroce, constante à gauche.	Le 18 avril 1890. Trépanation large (6/5 cent.) Après incision de la dure-mère, le cerveau tend à bomber.	Disparition de la céphalalgie, le 3e jour parésie du pouce et de l'index, aphasie. Au 6e jour attaque convulsive, à laquelle succède hémiplég.	Une crise en juillet, une autre en novembre. Reste petit mal, vertiges sans chute. Mémoire et intelligence améliorées.

N° d'ordre	AUTEURS	DATE ET GENRE DU TRAUMATISME	DATE D'APPARITION ET FORME DES ACCIDENTS	GENRE D'INTERVENTION	RÉSULTATS	
					IMMÉDIATS	ÉLOIGNÉS
67	Pearce Gould et H. Bennett.	H. 36 ans. Trauma violent sur le crâne. Plaie du cuir chevelu. Cicatrice restante.	3 mois après épilepsie avec aura visuelle. Troubles mentaux.	Trépanation sur la cicatrice. Incision de la dure-mère. Ponction du cerveau à la seringue de Pravaz.		Guérison se continuant six mois plus tard.
68	Duchamp.	Enfant de 8 ans, coup de pioche sur tête à l'âge de 22 mois.	Crises convulsives 15 jours après l'accident. Spasmes musculaires dans membre inférieur gauche. Absences.	Trépanation sur cicatrice près de la ligne de Rolando. On tombe sur une couche grisâtre enlevée partiellement.	Résultat nul.	
69	Duchamp.	Femme, 32 ans. Plaie de tête. Enfoncement du frontal.	Attaques 12 ans plus tard. Début par la langue qui est mordue. 2 ou 3 attaques par jour.	Trépanation sur dépression. Echappée du trépan.	Quelques crises	Plus de crises. Quelques maux de tête.

— 44 —

N° d'ordre	AUTEURS	DATE ET GENRE DU TRAUMATISME	DATE D'APPARITION ET FORME DES ACCIDENTS	GENRE D'INTERVENTION	RÉSULTATS	
					IMMÉDIATS	ÉLOIGNÉS
70	Allen-Starr.	A. B. 18 ans, frappé sur la région pariétale gauche par volumineuse pièce de bois qui lui fractura le crâne.	3 semaines après le trauma attaqué avec aura brachial, convulsions du bras droit n'atteignant jamais la face ni le membre inférieur.	Rondelle de trépan de 3/4 de pouce de large. Libération d'adhérences dure-mériennes. Enlèvement d'une esquille.	Deux petites attaques après l'intervention.	Revu deux ans plus tard, plus d'attaques.
71	Allen-Starr.	Garçon, 14 ans. Chute avec fracture du crâne à 4 ans, deuxième chute à 13 ans.	Attaques épileptiques 9 ans plus tard. Début par démangeaison et spasmes de la main droite, propagation au bras et à la jambe. Six attaques par jour.	Trépanation. Enlèvement d'un kyste. Trépanation 6 mois après, ouverture de 2 collections kystiques.	Guérison immédiate. Etat parfait.	Récidive 6 mois plus tard. Deux attaques dans les 2 mois qui suivent.
72	Allen-Starr.	A. G. 24 ans, fracture du crâne.	3 ans après la chute attaques commençant par des mouvements involontaires du membre supérieur gauche. Perte de connaissance. Deux attaques par jour.	Trépanation. Enlèvement d'une esquille et de fragments de substance cérébrale.	Pas de paralysie Amélioration notable.	Aggravation du nombre et de la gravité des attaques.

N° d'ordre	AUTEURS	DATE ET GENRE DU TRAUMATISME	DATE D'APPARITION ET FORME DES ACCIDENTS	GENRE D'INTERVENTION	RÉSULTATS	
					IMMÉDIATS	ÉLOIGNÉS
73	Allen-Starr.	A. D. 30 ans. Chute sur côté gauche, près du vertex.	Attaques à début par spasme de la jambe droite. Six par jour.	Trépanation. Hémorragie considérable.	Mort de shock.	
74	Allen-Starr.	H. L. J. Chute sur la tête à 12 ans suivie de convulsions violentes.	Deux ans après attaques du grand mal commençant par un spasme des yeux et de la tête. Etat mental défectueux.	Trépanation. Incision de la dure-mère. Evacuation d'un kyste intra-cérébral.	Deux attaques de petit mal.	Guérison sans récidive 6 mois plus tard.
75	Allen-Starr.	J. R 40 ans. Coup sur la tempe gauche. Fracture du crâne. Paralysie droite et aphasie.	1 an après l'accident attaques débutant par muscles de la face du côté droit.	Trépanation. Excision de la dure-mère. Libération des adhérences.	Deux petites attaques dans les jours suivants.	Récidive.
76	Allen-Starr.	H. 23 ans. Chute sur le crâne à 19 ans. Fracture à droite de la ligne médiane, en avant sillon de Rolando.	Attaques quatre ans après avec aura visuelle (lueur verte devant les yeux). Généralisées avec perte de connaissance.	Trépanation; la dure-mère paraissant saine n'est pas incisée.	Amélioration légère.	Récidive.
77	Allen-Starr.	Enfant de 3 ans. Chute sur le côté droit de la tête.	3 mois plus tard convulsions du bras gauche. Attaques se reproduisant jusqu'à 7 fois par jour.	Trépanation. Evacuation d'un kyste.	Amélioration pendant 1 an.	Récidive 1 an après.

N° d'ordre	AUTEURS	DATE ET GENRE DU TRAUMATISME	DATE D'APPARITION ET FORME DES ACCIDENTS	GENRE D'INTERVENTION	RÉSULTATS	
					IMMÉDIATS	ÉLOIGNÉS
.78	Allen-Starr.	P. M. 21 ans A 7 ans, fracture étendue du pariétal gauche.	7 ans plus tard attaques débutant par rotation de la tête.	Trépanation 25 c.c. Enlèvement de l'os épaissi. Libération d'adhérences de la dure-mère.	Guérison immédiate.	Une amélioration notable se maintient.
79	Allen-Starr.	H. 50 ans. Chute sur le crâne. Fracture du frontal en avant de la région motrice.	Attaques épileptiformes commençant par la main droite.	Trépanation. Incision de la dure-mère.	Pas d'amélioration.	Pas de résultat.
80	Gérard-Marchand	Coup de pierre et enfoncement du pariétal droit.	Sept ans après aphasie, paralysie et altérations de la sensibilité à gauche. Contracture, accès jacksoniens.	Craniectomie simple, enlèvement de l'os hyperostosé.	Quelques douleurs vives du membre supérieur gauche.	Guérison 2 ans après.
81	Gérard-Marchand.	Chute de cheval. Fracture temporo-pariétale.	2 ans après accès jacksoniens avec aura auriculaire.	· Craniectomie Incision de la dure-mère.	Guérison opératoire rapide.	Guérison constatée 5 ans après.
82	Lannelongue	Violent coup de bâton sur le côté gauche du front. Fracture.	Crises épileptiformes 1 an après, début par embarras de la parole. Impulsions criminelles	Trépanation. Libération de la dure-mère pincée entre 2 fragments.	Crises nombreuses, coma.	Guérison complète constatée deux ans plus tard.

N° d'ordre	AUTEURS	DATE ET GENRE DU TRAUMATISME	DATE D'APPARITION ET FORME DES ACCIDENTS	GENRE D'INTERVENTION	RÉSULTATS	
					IMMÉDIATS	ÉLOIGNÉS
83	Thiriar.	Traumatisme cé-phalique consécu-tif à une chute sur la colonne ver-tébrale.	Accès épileptiformes peu de jours après. Paralysie de la jambe gauche et amaurose.	Craniectomie simple.	Plus de crises.	Guérison cons-tatée 4 mois après l'inter-vention.
84	Rushton Parker et Francis Gotch.	Garçon de 9 ans. Chute sur la tête.	Accès épileptiformes com-prenant la tête, les yeux et le membre supérieur gauche et s'accompa-gnant de vomissements.	Ablation d'une rondelle os-seuse. Excision du cen tre du pouce.	Aggravation des accès.	Deux mois plus tard, améliora-tion.
85	Duret	Soldat ayant eu à 14 ans traumatis-me crânien.	Accès épileptiformes. Pas de phénom. de localisa-tion.	Large trépana-tion pariétale.	Cessation com-plète des accès.	La guérison se maintient. ?
86	Vignard, 1898.	Trauma. Mal défi-ni. Pas de stig-mate hystérique.	Crises épileptiques sans perte de connaissance.	Trépanation sur la partie supérieure pa-riétale gauche.	Cessation des crises.	Excellent jusqu'à ce jour.

N° d'ordre	AUTEURS	DATE ET GENRE DU TRAUMATISME	DATE D'APPARITION ET FORME DES ACCIDENTS	GENRE D'INTERVENTION	RÉSULTATS	
					IMMÉDIATS	ÉLOIGNÉS
87	Chipault, 1899.	Blessures dues à 2 balles de revolver pénétrées par la bouche. Radiographie permettant de localiser les balles. Pas d'accidents immédiats.	3 mois après symptômes d'hémiplégie gauche et quelques crises d'épilepsie à début par le bras gauche qui décidèrent Barker de Londres à extraire une balle située au dessus du corps calleux. Pas d'amélioration. Six mois plus tard crises localisées au bras gauche, puis généralisées. De plus en plus fréquentes. Hébétude profonde.	Trépanation large et libération d'adhérences entre les corps calleux.	Diminution des crises, amélioration de l'hémiplégie.	Résultat bon jusqu'à ce jour. Il reste quelques rétractions tendineuses et un peu de trépidation épileptoïde.
88	A. Lloyd et J.-B Deaver.	H. 35 ans. A 14 ans coup de raquette sur la tête sur le pariétal gauche.	Début à 21 ans. Aura sensitive de l'index gauche puis tremblement de ce doigt, convulsions brachio-faciales. Perte de connaissance nulle ou légère, quelquefois attaques généralisées. Entre les attaques paralysie de l'index du médius, de la moitié gauche de la face. Les accès sont de 15 à 18 par jour.	Excision sur les parties moyennes de F° et P° des centres de flexion des doigts et de la face déterminés électriquement.	Paralysie complète des doigts et de la face.	Cessation des accès pendant 4 mois, puis ils reprennent légers et rares. Le malade peut gagner sa vie en travaillant chez un marchand de chevaux.

N° d'ordre	AUTEURS	DATE ET GENRE DU TRAUMATISME	DATE D'APPARITION ET FORME DES ACCIDENTS	GENRE D'INTERVENTION	RESULTATS	
					IMMÉDIATS	ÉLOIGNÉS
89	Bidwell et Sherrington.	Garçon de 15 ans. Chute sur la tête. Enfoncement de la région pariéto-temporale gauche.	2 ans après. Début de convulsions d'abord fréquentes dans la jambe droite. Cessation, quelques mois, des accidents. Reprise en 1890 de 18 mois sans interruption. Nouvel arrêt pendant l'été 1891. Nouvelle reprise, 15 attaques par jour. Etat général bon. Les attaques débutent par une sensation de chatouillement à la plante du pied droit suivie de flexion du gros orteil puis extension du pied, flexion du genou. Si l'enfant est debout lors de l'attaque il tombe, mais ne perd pas connaissance. Aucun trouble de sensibilité. Intelligence intacte.	Après échec du traitement médical, trépanation le 23 août 1892. En arrière de R on enlève une petite zone corticale décolorée que l'examen histologique fait reconnaître pour un foyer traumatique ancien. Le 14 mai nouvelle trépanation. Recherche électrique du centre spasmodique, qui est excité. Guérison.	Résultat nul. Convulsions plus rares. Puis cessation.	Guérison sans paralysie 9 mois après.

Nº d'ordre	AUTEURS	DATE ET GENRE DU TRAUMATISME	DATE D'APPARITION ET FORME DES ACCIDENTS	GENRE D'INTERVENTION	RÉSULTATS	
					IMMÉDIATS	ÉLOIGNÉS
90	Gerster et Sachs.	H. 24 ans. Traumatisme occipital il y a 6 ans.	1 attaque il y a un an.	Trépanation avec excision de la dure-mère le 29 janvier 1892. Excision le 8 mars 1892, du centre cortical déterminé électriquement	Résultat nul. Résultat nul.	
91	Keen.	H. 20 ans. devenu épileptique à la suite d'une chute sur la tête.	Début 7 ans après, par membre supérieur gauche. Extension et écartement des doigts.	Le 30 mai 1888, trépanation. Recherche électrique du point dont l'excitation produit le mouvement initial de la crise. Excision après laquelle la faradisation ne produit plus rien.	Attaque après laquelle la main reste inerte. Paralysie de la main.	3 mois après la malade commence à remuer les doigts. Attaques devenues très rares, très légères.

N° d'ordre	AUTEURS	DATE ET GENRE DU TRAUMATISME	DATE D'APPARITION ET FORME DES ACCIDENTS	GENRE D'INTERVENTION	RÉSULTATS	
					IMMÉDIATS	ÉLOIGNÉS
92	Keen.	Négresse, 39 ans. Traumatisme violent dans l'enfance. Enfoncement pariétal gauche.	Début lointain. La crise commence par flexion des doigts de la main droite.	Trépanation le 27 septembre 1890 sur l'enfoncement. Excision d'une cicatrice cérébrale kystique puis résection des centres des doigts de la main droite déterminés électriquement	Paralysie complète de la main.	Les mouvem⁰ reviennent le 19⁰ jour. 8 mois plus tard aucune attaque. Main dr⁰ un peu plus faible que la gauche.
93	Keen.	Garçon 6 ans. Traumatisme à 14 mois.	Premières convulsions le 6 juin 1886 à 2 ans et 1|2 pendant une dysenterie. Puis de 3 à 6 attaques par jour dont 80 0|0 débutent par la main droite.	En décembre 1889, excision du centre de cette main déterminé électriquement.	Quelques accidents infectieux locaux.	Main paralysée quelques semaines après. Amélioration 1 an après. Actuellement rien.
94	Benda.	H. 20 ans. En 1888 fracture pariétale avec plaie.	18 mois plus tard épilepsie jacksonnienne (Pied droit).	Recherche du centre du pied qui est excisé.	Hémiplégie pendant 15 jours.	Cessation des crises au bout de 5 mois.

3

N° d'ordre	AUTEURS	DATE ET GENRE DU TRAUMATISME	DATE D'APPARITION ET FORME DES ACCIDENTS	GENRE D'INTERVENTION	RÉSULTATS	
					IMMÉDIATS	ÉLOIGNÉS
95	Eskridge.	F. 33 ans. Traumatisme crânien à 5 ans.	Début des crises à 15 ans. Crises jacksonniennes (Main droite).	Le 30 mars 1894, excision du centre de flexion du pouce et de l'index, déterminé électriquement.	Paralysie du doigt, puis de tout le bras.	Amélioration. Crises plus espacées.
96	Benedickt.	H. 33 ans. Chute sur le crâne. Enfoncement pariétal.	Crises jacksonniennes. Face et membre supérieur, quelquefois membre inférieur. Début quelques années après.	Trépanation. Excision du centre brachio-facial déterminé électriquement. La pie-mère étant tuméfiée et ramollie.	Augmentation des accès. Hémiplégie droite, puis aphasie.	Après 14 jours cessation des troubles paralytiques. Puis cessation des accès. Neuf semaines après opération, vertiges et fatigue rapide, peut lire et écrire.
97	Horsley.	H. 22 ans. Fracture à 7 ans par enfoncement. Hernie cérébrale.	13 ans plus tard épilepsie. Début, au membre inférieur.	Trépanation. Extirpation. Cicatrice de 3 cent. 1|2. Enlèvement d'une couche de cerveau de 2 cent.	Paralysie de la main.	Guérison des crises, trois mois après.

N° d'ordre	AUTEURS	DATE ET GENRE DU TRAUMATISME	DATE D'APPARITION ET FORME DES ACCIDENTS	GENRE D'INTERVENTION	RÉSULTATS	
					IMMÉDIATS	ÉLOIGNÉS
98	Horsley.	H. 24 ans. Deux traumatismes du crâne à 8 ans de distance. Fracture compliquée.	Epilepsie 3 mois plus tard. Accès généralisé à aura abdominale survenant toutes les 3 semaines par série de 3 ou 4. Perte de connaissance. Enfoncement douloureux à la pression occupant l'angle antéro-supérieur du pariétal.	Trépanation. Extirpation d'une esquille implantée dans le cerveau et de 5 mm. de substance cérébr.	Paresse du membre supérieur. Encore 3 accès.	Guérison mais non suivie.
99	Nancrède.	H. de 27 ans. Traumatisme à l'âge de 9 ans au niveau du pariétal gauche.	Convulsions épileptiformes immédiates à droite. Pouce. Echec de la trépanation simple.	Excision du centre du pouce.	Paralysie du pouce avec aphasie, paralysie faciale. Paresse du membre supérieur. Amélioration peu à peu.	Pas suivie.
100	Trichs.	H. 13 ans. Enfoncement du crâne. Phénomènes graves et guérison.	2 ans après épilepsie avec aura brachial.	Trépanation simple avec pièce prothétique en aluminium. Trépanation, érection de substance corticale.	Cessation des attaques. Amélioration.	Réapparition. Nombre des attaques ont diminué considérablement.

No d'ordre	AUTEURS	DATE ET GENRE DU TRAUMATISME	DATE D'APPARITION ET FORME DES ACCIDENTS	GENRE D'INTERVENTION	RÉSULTATS	
					IMMÉDIATS	ÉLOIGNÉS
101	Warnots.	H. Violent coup de barre de fer à la région fronto-pariétale gauche, d'où fracture avec enfoncement sur le centre du membre supérieur.	Début d'épilepsie jacksonienne 4 mois après, au moment de l'intervention. 20 à 30 accès par jour. Début par le pouce, limitation au membre supérieur.	Trépanation. Excision de la dure-mère adhérente à l'enfoncement osseux et d'une cicatrice corticale. Excision du centre du pouce.	Paralysie de la main cédant petit à petit.	Paralysie persistante de l'abduction et de l'extension du pouce, mais les accès n'avaient pas reparu.
102	Gerster et Sachs.	Garçon de 9 ans, coup de barre de fer sur la région pariétale droite.	Crises jacksoniennes peu après, aura brachial commençant par le pouce.	Trépanation. Excision du centre cortical de la main gauche.	Parésie temporaire.	Amélioration passagère, puis résultat nul et même le bras droit participe aux attaques.

52

DISCUSSION

Ainsi qu'on a pu s'en rendre compte, nous nous sommes peu attaché à rechercher les observations relatives à l'intervention limitée aux parties molles. Nous n'avons qu'une confiance bien faible dans ces moyens thérapeutiques.

L'observation due à Southam, qui deux fois a fait la libération du cuir chevelu sans résultat (observation 21) et a dû, enfin, avoir recours à la trépanation, vient à l'appui de ce que nous avançons.

L'action chirurgicale est d'une toute autre puissance ; les faits relatés dans cette thèse en démontrent l'innocuité absolue. La trépanation pratiquée suivant les règles de l'antisepsie est une opération aussi bénigne que la laparotomie exploratrice ; elle nous paraît complètement inoffensive.

L'observation publiée par Duflocq et Martin Durr nous fait sans doute constater un décès quelques heures après l'opération ; mais il est à remarquer que, comme dans le cas de Gross, l'intervention a été entreprise pendant des crises graves et subintrantes sur un sujet en état de mal.

Il n'est pas rare que dans les premiers jours de la trépanation l'épilepsie soit aggravée ou tout au moins reste stationnaire ; les crises deviennent moins intenses, moins fréquentes.

Sur les 102 cas que nous avons recueillis, 25 ont été suivis pendant plus d'un an ; pour les autres, ou bien la durée pendant laquelle ils ont été observés ne nous a pas été communiquée, ou bien les crises ont réapparu avant qu'une année ne se soit écoulée depuis l'intervention.

Dans ces 25 cas nous ne constatons que des guérisons ; pareille constatation nous autorise à répondre à M. Thouvenet qui, dans sa thèse (Paris, 1896) : « Sur les suites éloignées de la trépanation dans l'épilepsie Jacksonienne », avait prétendu que la guérison n'était jamais définitive :

La guérison se maintient, au moins dans le quart des cas, pendant plus d'un an ; il est des cas où elle s'est maintenue pendant 3, 4, 6, 13 ans (Championnière, Echeverria, Djemil-Bey, Weis). Dans 41 cas, les chirurgiens se sont contentés de la simple trépanation ; le succès a généralement couronné leurs efforts. Dans 5 cas, néanmoins, les résultats n'ont pas été favorables (Thouvenet, Berger, L. Championnière, Estor).

Dans tous les cas heureux, le mode d'action le plus puissant de l'opération paraît être la décompression du cerveau.

De là le précepte de faire des orifices très larges et de ne pas pratiquer la réimplantation osseuse.

L'ouverture de la dure-mère n'aggrave point du tout le pronostic de l'intervention. Dans les 39 cas où elle a été pratiquée, nous ne constatons aucune aggravation. L'incision simple permet de voir les régions cérébrales sous-jacentes, et de pratiquer des opérations complètes.

Remarquons, parmi ces observations, celle de MM. Pearce et Gould, qui semble nous autoriser à ponctionner

la substance cérébrale dans les cas de diagnostic diffi-
cile. — Ces auteurs ont pu sans inconvénients faire pé-
nétrer plusieurs fois dans le cortex, l'aiguille de la serin-
gue de Pravaz.

Les esquilles osseuses ont été souvent enlevées, la
dure-mère épaissie a été excisée. Tout cela pour le plus
grand bien des malades.

Dans les 10 cas d'intervention sur le cerveau lui-même,
nous notons : 5 résultats parfaits, 2 améliorations ; 3 fois
seulement la terminaison a été malheureuse. Une telle
statistique ne laisse pas d'être encourageante.

D'après nos observations, les résultats de l'extirpation
des cicatrices corticales, suivant la méthode de Horsley,
seraient excellents.

Sur 5 cas que nous avons pu relever, 3 cas se terminent
par la guérison, 2 par des améliorations. Malheureusement
de ces 3 guérisons aucune n'a été suivie plus de quelques
mois. Aussi, malgré l'espoir qu'on nous donne de rem-
placer par une cicatrice non irritante une cicatrice irritante, attendrons-nous de plus nombreux résultats pour
nous prononcer.

Les huit cas dans lesquels, se fiant simplement sur le
signal-symptôme, on a extirpé une partie de la substance
cérébrale saine, nous fournissent 1 guérison complète, 5
améliorations, 2 résultats nuls. On oppose, en général,
comme argument à ce genre d'intervention, l'existence
de paralysies durables qui suivent l'excision des centres.
Sur ce point, nos observations répondent : Les paralysies
existent, mais elles sont temporaires et rétrocèdent après
un nombre de mois variable : 9 mois (Bedwell et Sher-
rington), 1 an (Keen), quelques jours (Benda).

En terminant ces réflexions, nous dirons que les résultats que nous donnons sont sûrement trop optimistes; les chirurgiens laissent souvent dans l'ombre les cas malheureux, et ne font paraître que les succès. Une statistique ne pouvant être édifiée que d'après des publications, nous devons faire des réserves sur sa valeur, tout en remarquant qu'il est impossible, tant que l'on ne publiera pas d'une façon rigoureuse tous les cas opérés sans tenir compte de l'issue, de s'appuyer sur des données plus précises que celles qui nous ont servi de base.

CONCLUSIONS

I. — Tandis que les résultats obtenus dans l'épilepsie essentielle n'encouragent pas le chirurgien à intervenir, l'issue généralement heureuse des 102 cas que nous avons réunis nous permet de dire que :

La trépanation est indiquée dans tous les cas d'épilepsie Jacksonienne d'origine traumatique.

II. — Elle doit être aussi précoce que possible.

III. — La craniectomie doit être pratiquée largement.

IV. — La dure-mère doit être ouverte dans tous les cas. Son incision permet d'examiner s'il existe des lésions cérébrales sous-jacentes ; elle a l'avantage, en outre, de produire un effet de décompression salutaire.

V. — Dans ce dernier but il est indiqué de ne pas rabattre le volet osseux.

VI. — Toutes les causes de compression osseuse ou dure-mérienne doivent être enlevées.

VII. — Les foyers de ramollissement ou d'hémorragie dans l'écorce cérébrale seront nettoyés et curettés.

VIII. — Attendre, pour extirper les cicatrices corticales, que les observations soient plus nombreuses et les résultats plus longtemps suivis.

IX. — Ne pas craindre, dans l'extirpation des centres, les paralysies persistantes. Leur rétrocession progressive est fréquente.

X. — A défaut de guérison totale, savoir être modeste, se contenter des améliorations en se souvenant que toutes les thérapeutiques tentées autrement que par l'intervention chirurgicale n'ont donné que des échecs.

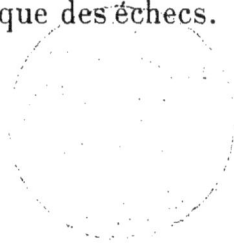

INDEX BIBLIOGRAPHIQUE

ALBERTIN. — Epilepsie Jacksonienne traumatique et trépanation. *Echo Médical,* Lyon, 1898.

ALLEN-STARR. — La chirurgie de l'encéphale, 1895.

AUVRAY. — Les tumeurs cérébrales. Thèse Paris, 1896.

BROCA et MAUBRAC. — Traité de chirurgie cérébrale, 1896.

CHIPAULT. — Chirurgie du système nerveux, 1898.

DECRESSAC. — Chirurgie du cerveau. Thèse Paris, 1890.

DOYEN. — Communication au congrès de chirurgie. Paris, 1895.

ECHEVERRIA. — Archives générales de médecine, décembre 1878.

FORGUE et RECLUS. — Traité de thérapeutique chirurgicale, t. II, 1898.

FORGUE. — Archives de médecine et de pharmacie militaires, 1889.

GERSTER et SACHS. — *American Journal of Medical Sciences,* 1892, t. CIV.

KEEN. — *American Journal of Medical Sciences,* t. CII.

GRASSET et RAUZIER. — Maladies du système nerveux.

HEIDENREICH. — De la trépanation dans l'épilepsie Jacksonienne. *Semaine Médicale,* 1891.

Journaux Médicaux français. — De 1880 à 1901.

KŒPP. — *Deutsche Archiven für Klinischen Medicin.*

LUCAS-CHAMPIONNIÈRE. — Communication à la Société de chirurgie, 1898.

MASSON. — Mode d'action de la craniectomie. Thèse Paris, 1894.

PAULY. — De l'épilepsie Jacksonienne. Th. Paris.

PRUNIER. — De la trépanation de l'épilepsie Jacksonienne. Thèse Lyon, 1895.

PEAN. — Communication à l'Académie de médecine, 1893.

RAUZIER. — *Semaine Médicale*, 1890.

RECLUS. — Bulletin et mémoires de la Société de chir., 1888, t. XII.

ROUTIER. — Bulletin et mémoires de la Société de Chirurgie, t. XIV.

TRELAT. — Bulletin et mémoires de la Société de chirurgie, p. 545, t. XIV.

ROUGÉ. — Etude sur la trépanation. Thèse Montpellier, 1899.

SEVEN. — *Centralblatt für Chirurgie*.

SEBILEAU. — Thérapeutique chirurgicale des maladies du crâne, 1898.

TELLIER. — Thèse Lyon, 1891.

TERRIER et PÉRAIRE. — Opération du trépan, 1895.

THOUVENET. — Considérations sur les récidives éloignées de l'épilepsie Jacksonienne. Thèse Paris, 1896.

VIGNARD. — *Echo Médical*, 1898.

SERMENT

En présence des Maîtres de cette École, de mes chers condisciples, et devant l'effigie d'Hippocrate, je promets et je jure, au nom de l'Être suprême, d'être fidèle aux lois de l'honneur et de la probité dans l'exercice de la Médecine. Je donnerai mes soins gratuits à l'indigent, et n'exigerai jamais un salaire au-dessus de mon travail. Admis dans l'intérieur des maisons, mes yeux ne verront pas ce qui s'y passe ; ma langue taira les secrets qui me seront confiés, et mon état ne servira pas à corrompre les mœurs ni à favoriser le crime. Respectueux et reconnaissant envers mes Maîtres, je rendrai à leurs enfants l'instruction que j'ai reçue de leurs pères.

Que les hommes m'accordent leur estime si je suis fidèle à mes promesses ! Que je sois couvert d'opprobre et méprisé de mes confrères si j'y manque !

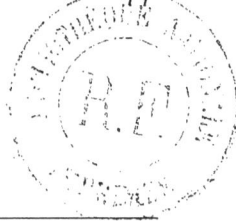